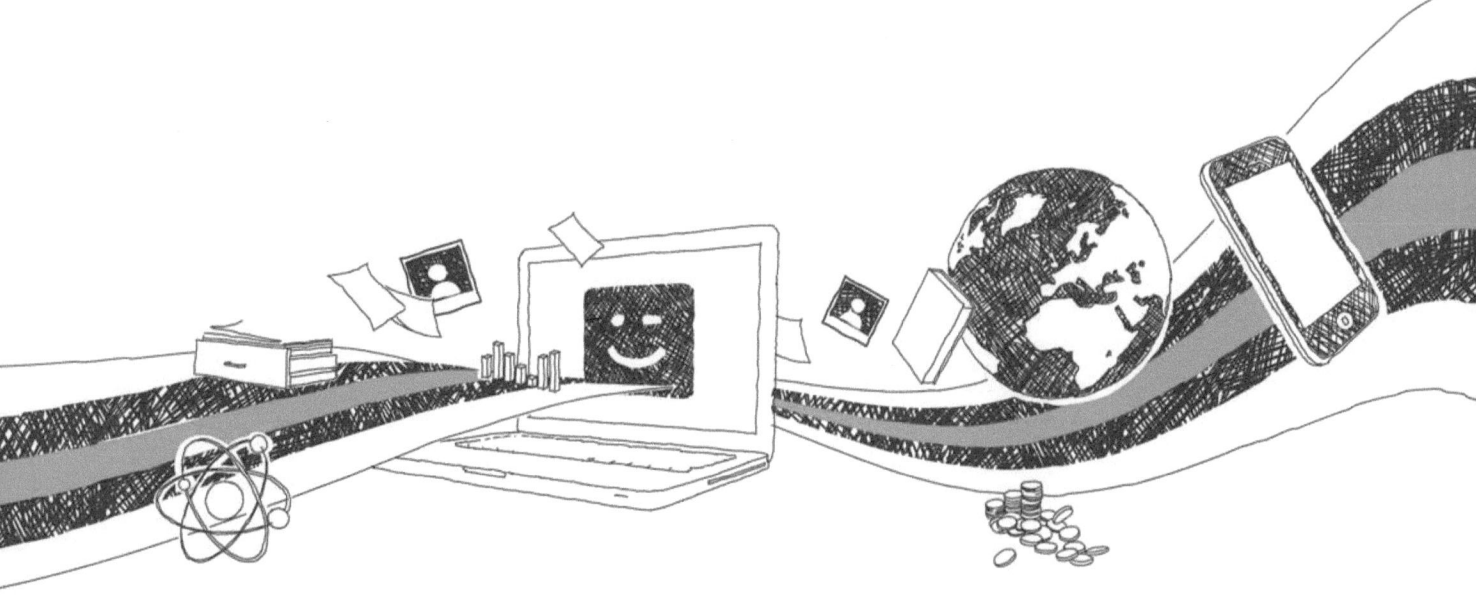
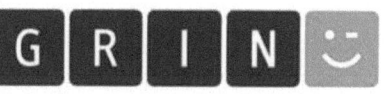

Eberhard Küpfer

Entspannung mit Basaler Stimulation

GRIN Verlag

Bibliografische Information der Deutschen Nationalbibliothek:

Die Deutsche Bibliothek verzeichnet diese Publikation in der Deutschen National-
bibliografie; detaillierte bibliografische Daten sind im Internet über http://dnb.d-
nb.de/ abrufbar.

Impressum:

Copyright © 2007 GRIN Verlag GmbH
Druck und Bindung: Books on Demand GmbH, Norderstedt Germany
ISBN: 978-3-640-33109-3

Dieses Buch bei GRIN:

http://www.grin.com/de/e-book/125580/entspannung-mit-basaler-stimulation

Entspannung

mit

Basaler Stimulation

Vorgelegt bei
Bildungswerk für ganzheitliche Therapien
(BgT)
Kölner Strasse 40
D-58285 Gevelsberg

www.bgt-weiterbildung.de

Vorgelegt durch
Eberhard Küpfer

Inhaltsverzeichnis

0. Einführung

Ich kenne eine junge Frau mit 30 Jahren, die jeden Morgen mit einem griesgrämigen Gesicht das Haus verlässt, nachdem sie acht bis zehn Stunden geschlafen hat. Sie frühstückt nicht und gibt sich dann voll in ihre Arbeit. Abends kurz nach 17.00 Uhr kehrt sie von der Arbeit zurück und erzählt lautstark, was sie alles geleistet hat und wie sie sich enorm für die Arbeit eingesetzt habe (wenn das auch hoffentlich so stimmt?).
Ihr Mann kommt gegen 18:00 Uhr von der Arbeit und kurz vor seiner Rückkehr saugt sie die gesamte (kleine Miets-) Wohnung, weil sie denkt, dass unerträglich viel Staub in der Wohnung sei. Ihr Hase, den sie als „Baby"-Ersatz einstuft, wurde vor den Staubsaugen fein säuberlich gereinigt.
Kinder kämen für sie gar nicht in Frage, da Schwangerschaft, Geburt und alles was dann so kommt doch recht anstrengend für ihre Vorstellung von einem geordneten Leben sei und permanent stören würde.
Ihr Mann ist auf diese recht starr erscheinenden Rituale von ihr - wie sie anderen verrät - hin „erzogen worden" und gehorcht ohne Murren. Einen Gast oder Besucher lässt sie prinzipiell nicht in die Wohnung, da ja dann wieder ihre Ordnung gestört würde und der Staubsauger wieder seinen Dienst absolvieren müsste. Sie ist von Hause aus ein Einzelkind, das sich so ihre eigene kleine egozentrische Welt erschuf und stur heil darin ihr Wohl findet. Auf Entspannung angesprochen weiss sie zu sagen, dass sie dies nicht nötig hätte. „Du kennst mich ja – ich bin eben so ..." ist ihr ewiger Kommentar. Urlaub kennen ihr Mann und Sie nicht (mehr), da sie mit dieser Haltung nirgends befriedigt werden würde. Daher steht in der Urlaubszeit „Balkonien„ an. Eine durch und durch normale Ausgangslage für Anspannung und nicht gesuchter Entspannung ... ich bin schon sehr gespannt wie lange das ohne gesundheitliche Beeinträchtigung gut geht.
Ich für meinen Teil habe den hohen Nutzen von Entspannung schon Jahre zuvor für mich kennen- und schätzen gelernt und war 2007 auf der Suche nach einer entsprechenden Ausbildung, die mir mehrere Entspannungstechniken aufzeigen sollte. Mich beschäftigte dort vor allem die Frage ob es eine Entspannungstechnik gäbe, die zu meiner Reiki - Meisterausbildung kombinierbar passen würde.
Ich hatte Schwierigkeiten mit der Progressiven Muskelentspannung wie auch mit dem Autogenen Training. Bei der Basalen Stimulation hingegen fand ich einen hervorragenden Ansatz, den ich dann auch bei einer Seniorengruppe anwenden konnte wie es in dieser Arbeit beschrieben wird.
Apropos –
Die junge Frau mit ihrem Mann hatte mir auch ganz stolz von ihrer Reiki-Ausbildung I erzählt und wie gut sie ihren Mann und Hasen damit beruhigen könne. Von weiteren Reiki - Schritten habe ich sie aber nicht mehr sprechen hören – das würde ja ein demütiges Verhalten von ihr abverlangen und damit störte das auch ihr festgefügtes Weltbild ...

1. Entspannung

Unter Entspannung versteht man gemeinhin „ein selbstregulatorischer Vorgang des Organismus, im Wechsel mit Spannung…bildet als Ausgleich gegen Daueranspannung und Hast des zivilisatorischen Lebens einen wesentlichen Teil der Psychohygiene…"[1]

Schauen wir uns also das Element Entspannung auch im Kontext mit anderen Elementen an, so kristallisiert sich folgendes Bild wie es einige Autoren[2] an anderer Stelle definierten:

1. Ernährung
2. Bewegung
3. Entspannung
4. Umwelt
5. Bewusstsein / Denken
6. Pflege

sind sich ergänzende Parameter des Lebens.
Werden einige dieser „Bausteine" nicht gelebt, so kommt es auf lange Zeit gesehen zu Anspannung, Übergewicht, Trägheit, ja Krankheiten diverser Art je nach individueller Neigung.
Dem vorzubeugen möchte ich hier den Weg einer Entspannung bereiten, um als Beispiel für ein entspannteres Leben zu dienen. Das spiegelt sich auch in Anlage1 , wo „Sieben Grundgedanken …" beschrieben werden.

Nehmen wir nur einmal einen Brandfall oder Autounfall, wo wir bisweilen ganz schön „unter Strom" stehen, wie es der Volksmund so zu nennen weiss.
Da gehört dann einer her, der ruhig durchatmet und die Alarmierung der Feuerwehr, Polizei und Sanität organisiert. So einer bin ich als Sicherheits-fachmann in solchen Lagen , aber - und das passiert auch immer danach – dann holt mich ein schockartiges Körperschütteln und ein nicht zu unter-drückender Weinkrampf im Nachgang ein.
Das heisst , die ganze Situation holt mich etwas später, aber auch immens schwerwiegender ein.
Zum Glück muss ich sagen, passiert das nicht so oft !

---

[1]Vgl. , Hehlmann, W., Wörterbuch der Psychologie, 12. ergänzte Auflage, Stuttgart – 1974, 113
[2]Dahlke, R. / Preiml, B. / Mühlbauer, F., Die Säulen der Gesundheit –
Körperintelligenz durch Bewegung, Ernährung, Entspannung, Kreuzlingen / München – 2000

„Pantha rhei" ,

schon Heraklit wusste
„Alles fliesst"

Damit wird bereits das Phänomen Entspannung auf eine einfache Weise
dargestellt wie es im Wasserkreislauf am besten nach zu verfolgen wäre.

Professor Schultz, der Entwickler des Autogenen Trainings spricht in seinem
Satz : „Leben verlangt Polarität" bereits eindrücklich , was Jahrhunderte
vor ihm Heraklit uns allen bereits vermeldete.
Die beiden Pole Anspannung und Entspannung durchlaufen einen zyklischen
Raum , den wir mathematisch in der Sinuskurve , hier anhand der Gausschen
Glocke, der Normalverteilungskurve, am besten ausweisen können :

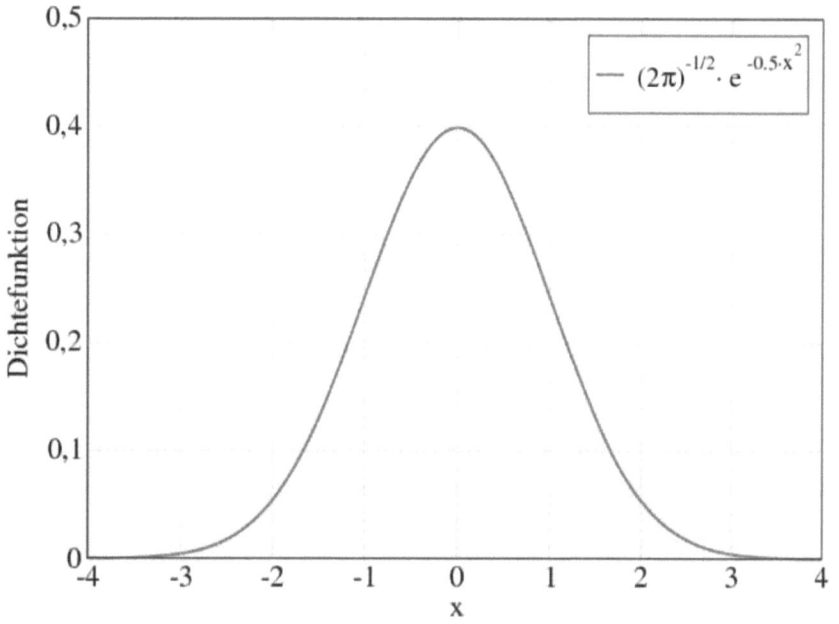

Um nochmals die eingangs erwähnte junge Frau zu erwähnen –
jene ist und bleibt wohl in ihrem bereits sturen Lebensplan verhaftet
mit allen Anspannungen, die er in sich birgt und zeigt.
Ihr Leben sei perfekt und alles was sie mache sei einfach perfekt.
Sie benötige keine Entspannung wie sie selbst in einem langen Gespräch
kundtat – der Schlaf, dem sie
 - wie eine Pubertierende nach langen anstrengenden Disconächten - frönt
,reiche ihr völlig.
Nun ja – ich fand in der Adventszeit, kurz vor Weihnachten ein Gedicht,
das hier einen Brückenschlag zur Entspannung andeutet :

---

[3]http://de.wikipedia.org/wiki/Normalverteilung

Perfektion bedeutet Lähmung

„Besser aussergewöhnlich als perfekt !

Perfektion bedeutet, recht haben zu wollen.
Aussergewöhnlich sein heisst, bereit sein, Fehler zu machen.
Perfektion ist die Angst zu versagen.
Aussergewöhnlich sein heisst, Risiken einzugehen.
Perfektion ist Wut und Frustration über das „Es ist nie genug"
Aussergewöhnlich sein gibt Kraft durch Erfolge.
Perfektion ist Kontrolle
Aussergewöhnlich sein heisst, spontan sein.
Perfektion ist Werten und Urteilen.
Aussergewöhnlich sein bedeutet Toleranz und Akzeptanz
Perfektion nimmt
Aussergewöhnlich sein heisst geben
Perfektion ist Zweifel
Aussergewöhnlich sein heisst Vertrauen.
Perfektion ist Druck und schlechtes Gefühl.
Aussergewöhnlich sein ist Energiefluss und Flow.
Perfektion heisst, nur Spass am Ziel zu haben.
Aussergewöhnlich sein heisst, Spass an der Reise haben"[4]

Das Spiel zwischen Aussergewöhnlich (extraordinär) und Perfekt ,
zwischen Anspannung und Entspannung,
zwischen hart und weich ist sehr lebensklug und weise angelegt.
Wer nicht in die Falle der Anlage 2 geraten will, muss sich besinnen.

Was sollte also als nächstes zu tun sein ?

Kommt Entspannung da nicht zu recht und logisch daher ?

Hier sollten wir uns daher die Entspannungstechniken und die Positionierung
der Basalen Stimulation unter diesen einmal näher ansehen.

---

[4]a.a.O., 113

1.1. Definition zu Entspannungstechniken

Dies sind alles „Techniken zur Verminderung der körperlichen und seelischen Anspannung"[5]
Die besagten Entspannungstechniken verhelfen zu einem geeigneten Stressmanagement, die im positiven Sinne das Burn-out von Menschen einzugrenzen und im besonderen Masse zu verhindern weiss.
Damit sind alle Entspannungstechniken Stützen in der eigenen Work-Life-Balance(die Kombination von mentaler und körperlicher Entspannung).

„Entspannungsübungen helfen(dabei), das Stressgefühl zu lösen ...
(führen sie doch) zu Gelassenheit (und Ruhe)"[6]

Bei weiterem Überlegen kommt der folgende Gedankengang dann gerade richtig :
„Anspannung bedeutet, nicht stark zu sein. Anspannung ist Weichheit.
 Entspannt, gesammelt und friedvoll zu sein, bedeutet, wirklich stark und sicher zu sein. Es wäre gut für uns, unsere Körper mehr zu entspannen ..."[7]

Und um im Bild unserer Sinuskurve zu bleiben, heisst Schwäche (Anspannung) Minus und Stärke (Entspannung) Plus, was sich stets abwechseln muss, um eine ausgewogenes Leben zu bewahren. Ungleichgewicht heisst auf lange Sicht Krankheiten herauf zu beschwören, die jetzt unsichtbar, aber schon bald recht sichtbar und renitent langatmig sein können. Das haben wir nicht in der Schule gelernt, das lernt uns das Leben

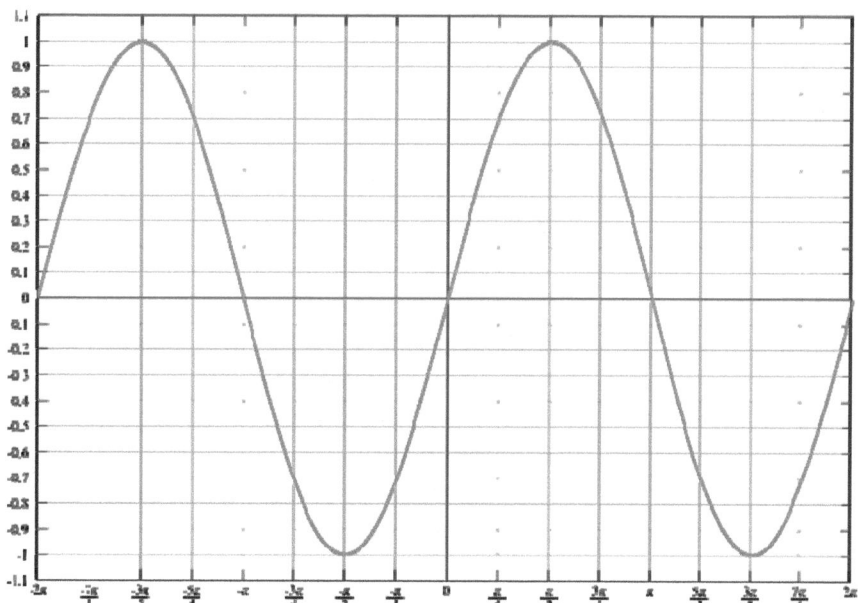

[5]Vgl. http://de.wikipedia.org/wiki/Entspannung
[6]Vgl. http://www.feelok.ch/v1/db/allgemeineASP/printsave.asp?code=S_Entspannung_was
[7]Hay, L.L., Gesundheit für Körper und Seele, 1. Auflage, München - 2008, 168f.

1.2. Vielfalt der Entspannungstechniken

Die Vielfalt, die es hierzu gibt , ohne Rücksicht auf Vollständigkeit
liste ich im folgenden auf :

Entspannungstechnik	Kurzbeschreibung
Alexander-Technik	Haltungs- und Bewegungsgewohnheiten beobachten und analysieren
Atementspannung	Verbesserung der Funktion der Atmungsorgane durch Training an den beteiligten Atmungsmuskeln
Autogenes Training (AT)	Entspannung durch Wärme, Schwer – und Atemübungen
Basale Stimulation	Anreiz auf körperliche Wahrnehmungen
Beten	Besonders repetitive Gebete wie Rosenkranz, Vaterunser, Litaneien
Biofeedback	Verhaltensänderung zur Rückkopplung von Hautwiderstand oder Muskelentspannung
Bowen-Technik	Rollgriffmassage
Desensibilisierung	Verhaltenstherapeutische Technik zur Angst- und Stressminderung
Fantasiereise	Gelenkte Tagträume
Feldenkrais	Selbstbild - Veränderung durch Körperübungen
Floating	Treiben auf konzentrierter Salzlösung
Franklinmethode	Arbeit mit inneren Bildern
Herzkohärenz	Synchronisierung von Herzschlag, Atmung und Blutdruck
Imagination	Vorstellung von inneren Bildern
Kontemplation	Christliche Variante der Imagination
Mantrasingen	Konzentrierte Haltung auf das Singen
Meditation	Konzentrierte Haltung auf Atmung, Denken oder Singen oder Betrachtung
Mentaltraining	Förderung der mentalen Stärke als Wohlbefinden
Progressive Muskelentspannung (PMR)	Muskelarbeit (Anspannen, Halten – Entspannen) und Erkennen an Empfindungen
Qigong	Stärken der Lebensenergie durch Körperübungen
Repetitives Meditationstraining (RMT)	Förderung der Konzentration und inneren Ruhe durch RMT (z.B. Jesusgebet)
Rolfing	Spezielle Bindegewebemassage
Sauna	Heisse Kuranwendung mit Dampf
Shiatsu	Durch Körperübungen zu physischem, emotionalem und geistigem Wohlbefinden

Taijiquan	„Chinesisches Schattenboxen" zur Gesunderhaltung
Trancetanz	Förderung der Selbstheilung im Ausdruckstanz
Trophotraining	Gezielte Tiefenentspannung
Vitametik	Impulstechnik
YOGA	Körperübungen und Atemtechnik
Zazen / Zen	Absichtlose Selbstbeobachtung
Zilgrei	Atem- und Haltungs-Selbstbehandlungsmethode

2.   Basale Stimulation

Darunter versteht man von lat. *basal* und *stimulatio* , einen grundlegenden Anreiz auf die körperlichen Wahrnehmungen hin. Es soll mit möglichst einfachen Mitteln Kontakt zu meist schwer beeinträchtigten Personen aufgenommen werden. Das ist zum Beispiel bei Menschen mit mehrfachen Behinderungen diverser Art recht schwierig.
In unserem Falle ist Basale Stimulation von Professor Andreas Fröhlich ab 1975 entwickelt worden und gilt als geschützter Markenartikel[8].
Der sonderpädagogische Ansatz Fröhlichs , indem schwerstbehinderte Menschen gefördert werden, deren Wahrnehmungsbereich dem eines Säuglings oder Kleinkindes ähneln, wurde später auf den Bereich der Pflege modifiziert.
Der in den neunziger Jahren recht bekannte Fernseharzt und Sportler, Dr. Strunz, hat auch neben der Bewegung den Bereich Ernährung bearbeitet und entsprechende Literatur vorgelegt, die im Rahmen „Kann man Entspannung essen ?"[9] kursierte.
Im Falle der Basalen Stimulation darf man getrost auch sagen, dass genuss-voll aufgenommene Nahrung den Tatbestand dieser Entspannungstechnik erfüllt wie es die nach folgenden Systeme (olfaktorisch und gustatorisch) bestätigen werden.

---

[8]Vgl. http://de.wikipedia.org/wiki/Basale_Stimulation
[9]Strunz, U., Kann man Entspannung essen?,
    in . Birkenbihl-media Gesundheit 2005

2.1. Theorie

Die Funktionsweise der Basalen Stimulation ist ungefähr so angelegt, dass mit drei bestimmten Wahrnehmungsbereichen gearbeitet wird :

„1. Das somatische oder taktil - kinästethische System ...
   (Druck, Wärme, Kälte, Feuchtigkeit/ Eigenwahrnehmung ...)

2. Das vibratorische System
   (Schwingungen)

3. Das vestibuläre System
   (...Lageveränderungen im Raum ...)"

In einem späteren Folgezeitraum werden die fünf anderen Sinnesbereich eingetaktet, um eine möglichst hohe Anzahl von Instrumentarium nutzen zu können :

„das akustische System	(Hören)
das olfaktorische System	(Riechen)
das gustatorische System	(Schmecken)
das optische System	(Sehen)
das taktile System	(Spüren)" [10]

Die heraus sich entwickelnden Wahrnehmungs - Erfahrungen werden nicht aufgezwungen, sondern sollten freiwillig und freudvoll bereichernd erlebt werden.
Eigene Tätigkeiten der betreffenden Person, die sich ergeben , sind auf jeden Fall und im Miteinander zu unterstützen.

2.2. Praktische Übungen

Im Folgenden wird die „Lehrprobe" oder „praktische Lehreinheit" im Rahmen der Ausbildung zum Entspannungspädagogen beschrieben.
In fünf Schritten werde ich diese mit der Klientel Senioren an der Entspannungstechnik Basale Stimulation verdeutlichen.

---

[10]Vgl. http://www.heilpaed.ch/printable/therapienmethdoen/basalestimulation.htm

2.2.1. Teilnehmerinnen

Die Teilnehmerinnen werden in kurzer Form vorgestellt, um einen Einblick in deren Lebensräume wieder zu geben :

1. *Grethli*
   71jährig, Ehefrau von Emil,
   Rücken- und Fersen- sowie Knöchel-Beschwerden, liebt Tiere und Fussball,
   reisefreudig, Arlesheim in einem Mehrfamilienhaus,
   Gruppenzugehörigkeit seit 9 Jahren, spielt manchmal den Clown

2. *Emil*
   76jährig, Ehemann von Grethli,
   Herzinfarkt und Rücken- sowie Achselbeschwerden , liebt Tiere und Fussball,
   reist gerne, Arlesheim im Mehrfamilienhaus,
   Gruppenzugehörigkeit seit 9 Jahren, Spassmacher und hört sich gerne reden

3. *Heidi*
   83jährige Witwe, ängstliche Person mit „wandelbarer Gesinnung",
   Sanguinikerin, liebt das Bad in der Menge,
   sehr oft unterwegs, Klein Basler-Quartier, wohnt im Altersheim,
   Gruppenzugehörigkeit seit 7 Jahren, „Ruferin gegen den Strom"

4. *Nelly*
   79jährige Ehefrau (Strohwitwe in Wochenend-Ehe mit LKW-Fernfahrer),
   Herz, Asthma, Arthritis, Vögel und Geselligkeit, Riehen in Einfamilienhaus,
   Gruppenzugehörigkeit seit 9 Jahren, Party-Löwin

5. *Helen*
   70jährige Witwe, Darmträgheit bis 14 Tage,
   Geselligkeit in friedlicher Runde, Basel in Eigentumswohnung
   und im Jura in einem kleinen Häuschen mit Partner,
   Gruppenzugehörigkeit seit 9 Jahren, gute Zuhörerin

6. *Amalia*
   93jährige Witwe, nervige Person mit Armschmerzen und Schwerhörigkeit,
   Geselligkeit in friedlicher Runde und Natur, Basel im 4. OG (ohne Lift),
   Gruppenzugehörigkeit seit 40 Jahren, „Vorbild" für alle

2.2.2. Übungen

Vier Übungen sollen die Teilnehmerinnen für die Entspannungstechnik Basale Stimulation sensibilisieren. Die Ausstreichung geht von innen nach aussen hin weg. Der Körper wird von Negativem entlastet.

1. Übung   5 min
   Handmassage (PÜ /EÜ)
   Motto : *Ich biete Hand*

   Vom Arm her wird jeder Finger ausgestrichen,
   sowohl auf der Innenseite als auch auf der Aussenseite.

2. Übung   5 min
   Armmassage (PÜ)
   Motto : *Ich lasse mich behandeln*

   Von den Fingerspitzen zum Oberarmausgang wird der Arm entlang
   ausgestrichen, dann wieder retour gestrichen.
   Mit beiden Händen wird so gearbeitet, dass stets eine Hand Kontakt zum
   Gegenüber aufrecht erhält.
   Wenn das Visavis seine Kleidung anbehalten möchte,
   wird diese Übung auch in der gleichen Weise durchgeführt
   wie wenn ohne Kleidung gearbeitet werden soll.

3. Übung   2 min
   Regen auf dem Rücken (PÜ)
   Motto : *Ich geniesse Niederschläge wie sie kommen*

   Auf dem Rücken wird Nieselregen durch leichtes Tippen angedeutet,
   dann folgt normaler Regen durch kräftigeres Tippen,
   danach steht Hagel an,
   bei dem starkes Klopfen auf den Rücken durchgeführt wird ;
   Klatschregen oder Platzregen wird letztlich durch kräftiges Ausstreichen
   vom Kopf zum Gesäss hin vollzogen.

4. Übung   3 min
   Vom Tippen zum Klopfen (EÜ)
   Motto : *Ich werde wieder wach*

   Am Kopf beginnend tippen,
   später klopfen die Teilnehmer sich selbst den Körper hinunter –
   Zuerst über den Oberkörper zum Bauch, dann das Gesäss hinten
   und die Beine bis zu den Füssen hinab,
   dann wieder hinauf über die Arme zu den Händen und retour.

2.2.3. Durchführung

Kurs   :   Entspannungspädagogik
Datum   :   03.10.2007, gegen 16:00 Uhr
Ort   :   CH-4145 Gempen, Kirchackerweg 2 ,
                          Übungsraum Senioren

☞ Lernschritt Thema / Zielsetzung	⊠ Methodik / Sozialform	📚 Hilfsmittel / Medien	🏳 Phase / Stufe	⌛ Zeit (min)
1)Begrüssung Hinführung	Bisheriges Tagesprogramm		A	2
				5
2)Erfahrungs- austausch	Revue passieren lassen			3
3)Ankommen durch Bewegung	„Blatt im Wind" – sich auf andere einlassen (lernen)		R I	5
4)Theorie zur neuen Übung				15
5)Praktische Übung	Basale Stimulation ansprechen	Hand- creme für Gebende	V	
6)Reflexion	Vier Übungen EA/PA		A	5
7)Stress- analyse	Blitzlicht : „Wie war es für mich selbst ?"			8
8)Verab- schiedung	PA über die Erholung nach Belastung Ausblick in die Woche			2
Total :				45

EA :   Einzelarbeit
PA :   Partnerarbeit
TN :   TeilnehmerIn
AB :   Arbeitsblatt

2.2.4. Eigenes Resümee

Es war für mich wichtig, bei dieser Klientel die eher sanften und ruhigen Techniken zum Einsatz zu bringen. Insgesamt sind die TeilnehmerInnen beim Altersturnen meiner Frau Zita recht gefordert, so dass ich mit diesen vier Übungen dem Bedürfnis nach Zurückgenommenseins und Ruhe Rechnung tragen möchte.

In der Planungsphase konnte ich mir nur schwer vorstellen, welche Kombinationen den die richtigen sein könnten.
Erst als ich mich die einzelnen vorstellte, entstand ein Konzept „vor meinem geistigen Auge", das dann die angeführte Komposition kriegte.

Bei der Durchführung gelang mir (folgendes nicht) –
Leider waren nicht alle gleich aufmerksam, so dass ich mitunter den Lead durch eine angehobene Stimmlage bestimmen musste. Gleichwohl kriegten sich die TeilnehmerInnen dann wieder ein.

Es wurde deutlich, dass die TeilnehmerInnen die Übungen unterschätzt hatten – sie meinten, da sei reine Zeitvergeudung und Unsinn.
Nach den Übungen stellte sich ein neues Verständnis für die grundlegenden Belange der Basalen Stimulation ein – eine erfreuliche Tatsache, dass die Gruppe diese und weitere Übungen in weiteren Turnstunden einstudieren möchte.

Belange der TeilnehmerInnen legen, da mir bei der Stressanalyse auch die Tatsache so wieder gegeben wurde. Dem komme ich in zwei Wochen wieder nach und dann im 14 Tages-Rhythmus.

Mein Fazit :

Insgesamt hatte ich eine gute Übungsstunde wie mir die Fremdwahrnehmung zurück meldete.

Eberhard Küpfer

2.2.5. Feedback

Die praktische Lehreinheit wurde durch eine externe Lehrperson des Bildungswerk für ganzheitliche Therapien (BgT)D-58285 Gevelsberg bewertet[11] :

„ Hallo Eberhard,

Herzlichen Glückwunsch !

Sie haben Ihre Seniorengruppe offensichtlich von der wohltuenden Wirkung und dem Sinn der Basalen Stimulation überzeugen können, auch entgegen herrschender Skepsis. Ihre Übungsauswahl empfinde ich als sehr gelungen, da zum einen Einzel- und Partnerübungen enthalten sind und zum anderen nicht nur einzelne Teile, sondern der gesamte Körper einbezogen wird.

Da ich aus der Arbeit mit Seniorengruppen weiss, dass diese auch zu einem grossteil wegen der Geselligkeit zur Gruppenstunde kommen, ist erfahrungsgemäss der Gesprächsanteil in diesen Stunden sehr hoch. Ich fände es trotzdem überlegenswert, inwieweit Sie den praktischen Teil Ihrer Stunde nicht doch etwas ausweiten könnten.

In der von Ihnen skizzierten Stunde nimmt das praktische Üben nur 18 von 45 Minuten ein. Insbesondere bei den Partnerübungen (Armmassage und Regen auf dem Rücken) muss ja noch gewechselt werden, so dass die angegebenen Minuten pro Person doch recht spärlich sind.

Andere Überlegungen gingen bei mir dahin, wie Sie die Gruppe auf das ruhige Angebot einstimmen können, ohne lauter werden zu müssen (eigentlich paradox, nicht ?).

Könnten Sie sich für diese SeniorenInnen vorstellen, die Überleitung durch Einblenden von Musik und gleichzeitigem Dimmen des Lichts vorzunehmen ? Dann kämen die Anreize zu ruhiger Atmosphäre über andere Kanäle und Sie könnten in Stimme und innerer Haltung entspannter bleiben.

Auch das Gestalten einen schönen Mitte kann zur Zentrierung beitragen, ebenso wie eine motivierende / vielversprechende Begrüssung / Hinführung. Letztlich darf man das Gesprächsbedürfnis der TeilnehmerInnen aber nicht unterdrücken, da es wie ein Grundbedürfnis ist, das zunächst gestillt werden sollte, bevor etwas neues Raum bekommen kann (vergleichbar dem Bewegungsdrang bei Kindern, die vor einer ruhigen Sequenz auch erst einmal ein bewegungsorientiertes Angebot zur Energieabfuhr brauchen).

Grundsätzlich sind Sie eine wichtige und wertvolle Kontaktperson für Ihre TeilnehmerInnen, weil Sie ihnen die Gelegenheit für Geselligkeit und die Förderung ihrer Gesundheit gleichermassen bieten. In der langjährigen Teilnahme drückt sich meiner Ansicht nach auch die Wertschätzung und der Dank dafür aus.

Daher wünsche ich Ihnen und den SeniorenInnen noch viel Spass und Experimentierfreude mit den neuen Entspannungselementen ! "

Das Rektorat des Bildungswerk unterstützt auf diese Weise der Berichterstattung das vorliegende Werk.

---

[11]Das Original liegt dem Autor vor

3. Nachwort

Was kann ich nach diesem Ausflug in die Entspannungstechnik „Basale Stimulation" noch weiter sagen ?

Ich denke, es gehört weiter beübt und gelebt. In manchen Spaziergängen, die ich zu der winterlichen Zeit oft absolviere, ist eine „scharfe Brise, eine linde Sonneneinstrahlung oder eine nach Schnee schmeckende Luft immer eine Einstimmung in die „Basale Stimulation" , wenn sie nicht schon jene selbst ist. Von daher wird mich diese Entspannungstechnik immer wieder begleiten und mir auch wichtige Hinweise für die weitere Lebensführung bieten.
Basal steht dann auch für die Basis, die erste und unterste Grundlage aller Erfahrungen zu dem Erleben vor allem und zu allererst in der Natur.

Damit das Ganze auch weiter geführt wird, habe ich beschlossen, das Seniorenturnen meiner Frau Zita weiter zu begleiten und als ein Baustein der Übungen werde ich entsprechende Übungen in den Zyklus Anspannung – Entspannung bei dem Kreis der Anwesenden einzubauen wissen.
So bleibe ich gefordert, die Teilnehmer erhalten noch mehr Übungen und meine Frau eine Ergänzung, die ihr sicher auch zu Gute kommt.

Vielleicht sollten im Sinne eines abschliessenden und gleichzeitig auch für die Zukunft anspornenden Programms folgende drei praktischen Tipps zur Entspannung an der Stelle rezitiert werden :

„1. Täglich entspannen :
   Entspannung kann nicht gespeichert werden.
   So wie die Zahnpflege sollte auch die Entspannung zum täglichen Ritual werden.
 2. Regelmässig entspannen :
   Ob am Morgen, Mittag oder vor dem Schlafengehen.
   Sie sollten regelmässig Ihre Entspannungsübungen durchführen.
   So werden sie zu einem festen Bestandteil Ihrer Tagesstruktur.
 3. Unangestrengt entspannen :
   Setzen Sie sich nicht unter Druck !
   Vielleicht geht es ja morgen besser.
   Druck erzeugt Gegendruck und keine Entspannung."[12]

---

[12]Vgl. Müller, F., Ein Balanceakt der Spannungen,
        in : bisch zwäg Oktober 2007, Luzern – 2007, 5

Der eingangs erwähnten jungen Frau gönnte ich diese Schritte,
die die Senioren nun mit uns machen, auch – aber da müsste ja ein Wunder
an Einsicht und Umstellung erfolgen und so schnell wird jene aus ihrer
Komfortzone wohl nicht kommen.

Beim ersten Heranführen zum Thema Basale Stimulation durch unsere Lehr-
beauftragte fiel mir der Spielfilm **Hard to kill**, USA, 1990 ein, wo genau das
auch gezeigt wurde.
Es handelt sich dort um einen angeschossenen Cop (Stephan Seagal) ,
der zehn Jahre im Koma liegt und wieder zu sich kommt. Die ihn pflegende
Krankenschwester wäscht ihn jeden Tag und spricht mit ihm, worauf er dann
im Verlauf der Filmhandlung in einem unbemerkten Augenblick erwacht und
gegen seine Widersacher kämpft.

Ein etwas anderer Spielfilm **Kill Bill 1**, USA, 2003 ist mir Jahre später
begegnet, wo eine ebenfalls angeschossene Frau (Uma Thurman) im Koma
von den dortigen Wärtern sexuell ausgenutzt wird (Koitus an der Komatösen),
worauf die dann Erwachende im weiteren Spielfilmverlauf blutige Rache an
ihren Vergewaltigern nimmt.

Hier wird wieder einmal meine Spielfilmreferenten-Zeit transparent, in der ich
lernte und lehrte, dass wir Menschen auch aus Geschichten lernen können.

Im wahren Leben meiner Lehrbeauftragten passierte folgendes :

Der Komapatient, dessen Schicksal sie uns anvertraute, war bei einem
Verkehrsunfall schwer verunfallt. Er hatte als Van Hallen-Fan deren Musik
während des Unfalls gehört. Seine Freundin kam nun eines Tages im Verlauf
der Basalen Stimulation auf die Idee, diese Musik wieder beim Komatösen ein
zu setzen, worauf sich dessen Werte in kürzester Zeit nur mehr
verschlechterten. Dies führte zu einem schnell entschlossenen Abbruch dieser
vibratorischen und akustischen Variante.
Im Nach hinein wird angenommen, dass gerade diese Musik ihn traumatisierte
und er nun durch Wiederholungen der ganzen Szene in weiteres Ungemach
gebracht werden würde.

Vorsicht also mit unbedachtem Einsatz von Basaler Stimulation !

Im Nachgang möchte ich mich an dieser Stelle auch bei Frau S. Gottmann ,
der Leiterin des Bildungswerk für ganzheitliche Therapien (BgT) Gevelsberg
für ihre angenehme Art und Anleitung , uns TeilnehmerInnen entspannungs-
pädagogisch zu arbeiten, bedanken.

4. Anlagen

Anlage 1

Sieben Leitgedanken für ein entspannteres Leben[13]

1. Ich übe Gelassenheit, und lasse mich vom Verhalten anderer nicht aus der Ruhe bringen

2. Ich bin für andere da. Dabei lobe, fördere und unterstütze ich jene.

3. Ich sehe über die Schwächen und Fehler anderer hinweg.

4. Ich räume Konflikte aktiv aus. Hierbei ergreife ich die Initiative und warte nicht darauf, dass andere den ersten Schritt tun.

5. Wenn ich Standpunkte anderer nicht teile :
   Ich prüfe dennoch, ob darin nicht teilweise Informationen oder Sichtweisen enthalten sind, von denen ich etwas lernen kann.

6. Ich verschaffe mir Sympathie durch Grosszügigkeit und Freundlichkeit.

7. Ich lasse mich nicht verbiegen. Insofern bin ich mir bewusst, dass ich Stärken und Eigenheiten habe und diese bewusst pflege. Sodann achte ich darauf, dass ich niemanden vor den Kopf stosse.

---

[13]Unbekannte Quelle

Zehn Alarmsignale zum Stressmanagement[14]

1. Dauerhaft überfüllter Kalender, häufige Überstunden,
    Wochenarbeitszeit meist über 55 Stunden

2. Überstürzte Risikoentscheidungen

3. Fehlende Zeit, um Probleme gründlich zu durchleuchten

4. Häufiges oder gar ständiges Gefühl, die Dinge nicht im Griff
    zu haben und Prioritäten aus den Augen zu verlieren

5. Selten oder nie Urlaub und Erholung;
    wenig Zeit für Familie, Freunde und Freizeit

6. Häufig nicht oder verspätet eingehaltene Termine,
    ständiges Gefühl, im Rückstand zu sein

7. Perfektionismus : Nichts wird abgeschlossen, wenn es nicht
    grundsätzlich perfekt bis zum letzten i-Punkt ist

8. Häufige Feuerwehreinsätze für kurzfristig drängende Arbeiten,
    die die Konzentration auf mittel- und langfristige Aufgaben verhindern

9. Furcht, Arbeiten abzugeben (fehlende Delegation)

10. Unfähigkeit oder schlechtes Gewissen, zusätzliche Aufgaben abzulehnen

---

[14]Unbekannte Quelle

5. Literatur

Achenbach, G., Das kleine Buch der inneren Ruhe,
    3. Auflage, Freiburg – 2005

Artikel „Stress macht alt",
    in : Psychologie heute Nr. 3, Weinheim / Basel -2008, 15

Artikel „Sind Depressionen vererbt ?",
    in : Gesundheitstipp Nr.12, Zürich – 2007, 22

Beckett, J. D., Die Integration des Glaubens ins Arbeitsleben,
    in : ethos Nr. 9, Berneck - 2004

Bernstein, D. A. / Borkovec, T. D., Entspannungs-Training – Handbuch der
    progressiven Muskelentspannung,
    6. erweiterte Auflage, München – 1992

Beobachter Gesundheit, Heft „Weniger Stress",
    Beilage zum Beobachter vom 31. August 2001, Zürich – 2001

Bienstein, C. / Fröhlich, A., Basale Stimulation in der Pflege,
    4. Auflage, Seelze - 2007

Checkliste „STRESS", suva Pro, Luzern (Bestellnummer 67010.d)

Coue, Die Selbstbemeisterung durch bewusste Autosuggestion,
    Basel/Stuttgart - 1969

Dahlke, R., Das Gesundheitsprogramm, 1. Auflage, Berlin - 2007

Dahlke, R. / Preiml, B. / Mühlbauer, F., Die Säulen der Gesundheit,
    Kreuzlingen/ München - 2000

Deutsche Qigong Gesellschaft e.V., Qi-Qong für Einsteiger, 2. Auflage,
    Hamburg – 2006

Dingeldey, R., Endlich aufgeräumt !, in : Ethos Nr.11, Berneck – 2008, 78

Dürr, V., Theorie und Praxis des Autogenen Trainings, München – 2006

Engel, S., Stressfrei in 15 Minuten, München - 2007

Faden, R., Burn-out, Stress, Stressbewältigung :
    Willkommen bei relax@concordia.ch,
    in : CONCORDIA-CARE 1, Luzern – 2207, 18ff.

Freitag, E. F., Kraftzentrale Unterbewusstsein, Niedernhausen/ Taunus- 1994

Gauer, W., Vom Bildschirm ins Bücherregal – und umgekehrt,
    in : Konradsblatt Nr. 44, Karlsruhe – 1990, 20f.

Gesund mit Maria Treben, Stress im Alltag, Steyr - 1994

Hargreaves, G., Stress professionell bewältigen, Landsberg/Lech – 2001

Henggler, C., Stress lass nach, in : TELE 18, Zürich – 2008, 14ff.

Hoefert, H-W., Der Mensch in der Organisation, Giessen - 1994

Helmel,H., Steigere Deine Lebens-, Nerven- und Heilkraft, Schopfheim – 1957

Jänicke, C. / Grünwald, J., Alternativ heilen München – 2006

Jochum, I., Nie mehr müde, 4. Auflage, München – 2004

Keller, K., Der utopische Film, Aachen – 1982. 2. Auflage

Kinder- und Jugendfilmzentrum in der Bundesrepublik Deutschland (Hrsg.),
Video-Information, Sonderliste „Videos gegen Vorurteile und Gewalt"

Kulhavy, G. / Winkler, C., Danke ... und werde glücklich !, Offenbach – 2006

Leonard, G., Der längere Atem, erweiterte und überarbeitete Neuauflage,
　　　　　Bern/ München - 1998

Master Gao Yun / Master Bai Yin, Qigong – Energieheilung, 2. Auflage,
　　　　　Aitrang - 2005

Poenicke, K., DUDEN – Wie verfasst man wissenschaftliche Arbeiten,
　　　　　Mannheim / Zürich / Wien – 1977

Schmid, M., Die innere Ruhe,
　　　　　in : Drogistenstern 12/06, Olten – 2006, 16

Schoefer, L.U., Qigong, Niedernhausen/Taunus - 1994

Sekretariat der deutschen Bischofskonferenz (Hrsg.), Die Deutschen
Bischöfe – Publizistische Kommission, LESEN –BUCH – BÜCHEREI,
　　　　　Bonn - 1980

Standop, E., Die Form der wissenschaftlichen Arbeit, 10. durchgesehene und
　　　　　verbesserte Auflage, Heidelberg - 1984

Strunz, U., Kann man Entspannung essen?,
　　　　　in . Birkenbihl-media Gesundheit 2005

Walterskirchen, H., Das Energie-Prinzip, 1. Auflage, München - 2002

Weber, L. / Kühne, L., Bewegt, entspannt, selbstbewusst von Fuss bis Kopf,
　　　　　Zürich - 2006

Weikert, W., Was mein Körper sagen will, München - 1999

Yun, G. / Yin, B. Qigong – Energieheilung, 2. Auflage, Aitrang - 2005